ÉTUDE

MÉDICALE ET EXPÉRIMENTALE

DE

L'HOMICIDE PAR STRANGULATION

(SUPPLÉMENT)

PAR

ALEXIS ALQUIÉ

PROFESSEUR DE CLINIQUE CHIRURGICALE A LA FACULTÉ
DE MÉDECINE DE MONTPELLIER
CHIRURGIEN EN CHEF DE L'HÔTEL-DIEU
DE MONTPELLIER

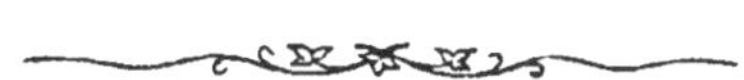

PARIS

IMPRIME CHEZ BONAVENTURE ET DUCESSOIS
55, QUAI DES GRANDS-AUGUSTINS, 55

—

1865

ÉTUDE

MÉDICALE ET EXPÉRIMENTALE

DE

L'HOMICIDE PAR STRANGULATION

(SUPPLÉMENT)

PAR

ALEXIS ALQUIÉ

PROFESSEUR DE CLINIQUE CHIRURGICALE A LA FACULTÉ
DE MÉDECINE DE MONTPELLIER
CHIRURGIEN EN CHEF DE L'HÔTEL-DIEU
DE MONTPELLIER

PARIS

IMPRIMÉ CHEZ BONAVENTURE ET DUCESSOIS

55, QUAI DES GRANDS-AUGUSTINS, 55

—

1865

« trouvée étendue sans connaissance dans sa boutique qui est
« très-étroite, ayant les pieds et les mains liés ; qu'elle n'avait
« pu prononcer aucune parole et qu'elle avait été transportée
« à l'hôpital Lariboissière.

« Cet événement a paru d'abord ressembler à une tenta-
« tive d'assassinat ; mais l'enquête qui a eu lieu donne aux
« faits un tout autre caractère.

« On a constaté d'abord que les jambes de la dame P...
« étaient attachées d'une manière très-lâche avec une de ces
« mauvaises ficelles dont on se sert dans certains commerces,
« comme celui de l'épicerie par exemple, pour maintenir les
« paquets contenant la marchandise. C'était *également une*
« *vieille ficelle qui entourait le cou en faisant deux tours ;*
« *elle avait dû être plus étroitement serrée ;* car, comme on
« le verra plus bas, il est présumable que la veuve P... avait
« eu l'intention de se suicider. *Néanmoins la ligature n'était*
« *pas assez étroite pour amener la strangulation, et l'humidité*
« *produite par la transpiration, en gonflant la ficelle et en la*
« *rétrécissant, l'avait serrée davantage. La fruitière n'avait*
« *aucun tampon dans la bouche, comme on l'a avancé par erreur.*

« Quant à ses mains, elles étaient *passées dans le cordon*
« *de son tablier, qui était très-lâche, en sorte qu'elle pouvait les*
« *en retirer à volonté.* Cette femme était étendue en long, la
« tête contre la porte de son arrière-boutique. *On a lieu de*
« *penser qu'il lui eût été facile, en retirant ses mains du cordon*
« *du tablier,* d'ouvrir cette porte et d'appeler au secours. *La*
« *rue Ernestine est très-fréquentée ; il y a un va-et-vient conti-*
« *nuel d'employés du chemin de fer, et l'on n'eût pas manqué*
« *d'accourir à son appel ; mais les voisins n'ont entendu aucun*
« *cri, aucune plainte proférés par elle.*

« A son arrivée à l'hôpital Lariboissière, la veuve P... a
« été, de la part des médecins, l'objet d'un sérieux examen.

« *On n'a constaté sur sa personne ni contusions, ni traces de*
« *pression quelconque. On a remarqué seulement le sillon pro-*
« *duit par la ficelle sur le cou. Aucun désordre n'avait, du reste,*
« *été observé ni dans la boutique, ni dans l'arrière-boutique.*
« *Tout se réunit donc pour écarter la présomption d'une tenta-*
« *tive d'assassinat.*

« D'un autre côté, la veuve P... avait vécu en mauvaise
« intelligence avec son mari, qui lui attribuait des torts, et
« qui a mis fin à ses jours *par un suicide*. Depuis l'époque de
« sa mort, sa veuve était en proie à une *grande exaltation ;*
« elle s'accusait de l'avoir tué. Elle alla jusqu'à vouloir se
« suicider à son tour, et elle se porta plusieurs coups de cou-
« teau dans la poitrine ; mais on parvint à l'empêcher de
« consommer cet acte de désespoir, et les soins qu'on lui donna
« la rappelèrent à la vie. Néanmoins, son exaltation ne cessa
« pas : *elle entendait*, disait-elle, *des voix qui la menaçaient,*
« *et il a été prouvé que ces voix et ces menaces n'existaient que*
« *dans son imagination malade.*

« La veuve P... était en outre en proie à diverses contra-
« riétés. Elle faisait détenir à Clichy un de ses débiteurs, et
« comme elle n'avait pas toujours l'argent nécessaire pour
« avancer la provision mensuelle, elle était agitée par la
« crainte de n'être pas en mesure et de voir le prisonnier
« remis en liberté. Il paraît, du reste, qu'il y aurait eu dans
« la famille de la dame P... plusieurs suicides tentés ou con-
« sommés.

« C'est donc à une tentative de ce genre que l'on a lieu
« d'attribuer un événement qui a répandu une certaine émotion
« dans le quartier où il s'est passé.

« Du reste, la dame P... s'est promptement rétablie. Il y
« deux jours qu'elle a quitté l'hôpital, complétement guérie,
« et qu'elle a repris le cours de son commerce. »

On remarque sans peine dans ce récit une grande analogie avec les suppositions que nous avons combattues dans notre *Étude*. Ainsi, l'individu est atteint d'une espèce d'aliénation mentale; sa vie fournit des antécédents peu honorables; les marques d'un prétendu assassinat sont controuvées; l'individu s'est lié lui-même les bras derrière le dos et le cou; les sillons rencontrés sur cette partie dépendaient, non d'une constriction violente, mais du retrait de la corde, par suite de l'humidité du lieu ou du corps; la commotion et la strangulation prolongées au delà d'une heure sont impossibles; le mutisme complet en ces cas est une comédie, etc., etc.

Déjà nos recherches expérimentales nous avaient précédemment démontré l'inanité de ces assertions et nous donnaient la preuve que cette nouvelle narration avait la même valeur.

Néanmoins, nous avons dû faire prendre des informations sérieuses avant d'écrire la lettre suivante, dont nous n'avons pu obtenir la publication.

Les journaux du 6 novembre racontaient, d'après la *Gazette des Tribunaux*, le fait suivant : « Il s'agit d'une veuve Leblanc Piettre, fruitière, rue Ernestine, 2, à Paris, trouvée, le 3 novembre dernier, gisant dans sa boutique les pieds et les mains liés et presque éteinte sous les deux tours de petite corde qui lui serraient profondément le cou. Tous les détails de ce triste accident concordaient pour y démontrer l'existence d'un crime. » Mais peu de jours après (numéro du 12 novembre), un nouveau récit venait transformer la victime en une misérable hallucinée, en un membre d'une famille de suicidés et coupable elle-même de son propre délire. Elle se serait elle-même, disait-on, lié les jambes, attaché les mains derrière le dos, serré le cou par plusieurs tours de corde, etc., etc.!

Cette étrange relation est caractérisée surtout par cette supposition que *la vieille ficelle avait dû être plus étroitement liée. Néanmoins, la ligature n'était pas assez étroite pour amener la strangulation, et, supposait-on, l'humidité produite par la transpiration, en gonflant la ficelle et en la rétrécissant, l'avait serrée davantage..... On a remarqué le sillon produit par la ficelle sur le cou.*

La sûreté de nous tous exige que de pareilles erreurs, propres à favoriser l'impunité de semblables attentats et à transformer les victimes en lâches ou en criminels, soient dévoilées. Il importe aux agents de la loi de faire constater expérimentalement que les empreintes de cordes au cou (de 1 centimètre environ de profondeur au moment des premiers soins donnés au patient, et laissant des traces qu'un docteur retrouve dix jours après avec des rougeurs et une expoliation de l'épiderme, sont le résultat nécessaire d'une constriction du cou violemment exercée, et nullement l'effet de la transpiration d'un corps plongé dans un état froid et de mort apparente, ni de l'humidité d'une cave, d'un laboratoire, d'une prison, etc., etc.

Autre chose, en effet, serait une corde libre, directement et largement imprégnée d'eau, et le même lien enfoncé dans les dépressions de la peau d'un individu couché dans un lieu ordinaire; autre chose serait un sujet ruisselant pendant longtemps de sueur et une personne ayant sa chaleur et sa transpiration habituelles, et, à plus forte raison, plongée dans l'état froid et sec de la mort apparente.

En pareilles circonstances, l'air humide d'une habitation, la transpiration insensible d'un individu ne peuvent produire un retrait du lien qui soit capable de causer un sillon profond et prolongé, susceptible, enfin, de déterminer le moindre phénomène de strangulation, la moindre perte de connaissance. Quand donc l'état des sillons strangulatoires du cou oblige à reconnaître que la ficelle avait dû être plus étroitement serrée (d'abord), l'humidité produite par la transpiration ne l'avait (donc) pas serrée davantage, et l'état de ces sillons profonds, et l'affaissement mortel où la femme Piettre a été trouvée étaient donc l'œuvre d'un acte criminel.

L'influence prétendue de l'humidité de l'air, ou du cou d'un individu mourant dans un lieu ordinaire, sur les cordes qui l'étranglent, est une de ces suppositions dont la moindre observation clinique ou expérimentale suffit pour démontrer l'inanité. Et comme l'effet presque immédiat d'un lien serré au cou, au point de produire un sillon profond et prolongé, est de jeter l'individu dans une impuissance de lui-même avec perte de connaissance, la femme Piettre n'a donc pu se lier elle-même fortement derrière le dos avec un cordon *les mains passées ainsi liées sous le ruban de son tablier, avec lequel on avait resserré fortement corps et mains.*

Ces seules remarques suffiraient pour attester l'attentat, si le vol qui l'accompagne, l'étude des circonstances et les informations que nous avons recueillies ne concouraient à en démontrer la réalité. Et pour donner ici une preuve que ces informations ont toute l'exactitude nécessaire, nous signalerons *l'attestation signée* de personnes qui ont retiré de la bouche de la victime *le tampon de papier dont le volume paraissait de six à huit feuilles superposées, dont la majeure partie était tournée en pâte ; il semblait que c'était du papier de journal, car il y avait encore quelques lettres visibles à la partie qui lui sortait de la bouche,* ou qui ont détaché *la ficelle, faisant au cou deux tours fixés sur la nuque par un nœud en forme de rosette, presque comme un nœud de cravate.* Et parce que ce serait une pauvre femme, dont la vie n'aurait pas été toujours exemplaire, devrait-elle pour cela subir une tentative d'assassinat ?

Ah ! combien de personnes auraient alors à redouter de voir

leur vie jetée au vent de la publicité, si elle devait les mettre ainsi à la merci des malfaiteurs !

Rapprochons maintenant les principales assertions de la relation imaginaire insérée dans les journaux (12 novembre), du dire de la dame Leblanc Piettre et des témoins du drame de la rue Ernestine. Notre correspondant a soumis cette femme à une investigation sévère et en a obtenu, sur les principales circonstances de toute la vie, un long récit où nous relaterons seulement ce qui a directement trait au fait en question.

« Levée chaque matin avant le jour, j'allais faire mes pro-
« visions aux halles, d'où je revenais assez tôt pour ouvrir ma
« boutique. Somme toute, au bout de quelques mois d'instal-
« lation, je me trouvais satisfaite des affaires. Bientôt, cepen-
« dant, il me sembla que j'étais la victime de vols quotidiens.
« Je n'osais faire part à personne des fortes présomptions qui
« assiégeaient mon esprit, lorsqu'une nuit que j'avais différé
« d'une ou deux heures mon départ pour la halle, comme je
« venais de me mettre sur mon séant pour m'habiller, j'aper-
« çus devant mon lit, et une fausse clef à la main, le nommé
« Garnier, qui exerçait la profession de sellier dans le voisi-
« nage. Après avoir fixé sur moi un long regard de colère il
« rebroussa chemin. Je m'élançai aussitôt vers la loge du
« concierge. Celui-ci raconta au propriétaire ce qui venait
« de se passer. Garnier, arrêté le jour même (août ou sep-
« tembre 1863), était, après instruction, condamné pour vols
« nombreux chez moi et ailleurs, à cinq ans de prison, et sa
« femme à quinze mois de la même peine.....

« Je n'avais, au bout de quelques jours, qu'à me louer de
« mes affaires. Parfois, il est vrai, en passant devant chez moi,
« mes ennemis m'apostrophaient en pleine rue ; deux autres
« fois même j'ai été éveillée la nuit par des coups frappés à la

« devanture de ma boutique et accompagnés de menaces et de
« cris.....

« Le 2 novembre 1864, j'avais fait peindre sur mes vitres :
« *Bouillon et bœuf*. Le soir, j'avais fait divers achats, etc.
« Causant avec des voisines et leur faisant part de ma satisfac-
« tion, de mes espérances, je leur disais : Cela ne va pas
« mieux qu'il ne faut, mais enfin cela va bien, et je ne
« demande que la continuation des affaires telles quelles.....
« mon loyer est de côté, et j'ai de l'argent pour la halle de-
« main; que puis-je raisonnablement demander de plus? Vers
« huit heures, je fermais ma boutique comme d'habitude et
« me couchais presque aussitôt. Le 3 novembre 1864, selon
« ma coutume, je me levai avant le jour. Quelle heure pou-
« vait-il être? Je l'ignore; il m'arrive souvent, surtout en
« cette saison de nuit noire, d'être sur pied à deux ou trois
« heures du matin, avec l'idée qu'il est une heure plus avan-
« cée. Après m'être habillée et être passée de l'arrière-bou-
« tique dans la boutique, je déposai à terre, auprès de la
« porte extérieure, mon panier aux provisions, et sur le comp-
« toir, en face de ladite porte, ma chandelle.

« Au moment où j'entr'ouvrais le battant de gauche, je
« n'eus que le temps d'apercevoir deux individus, un grand et
« un petit. Une main me saisit à la gorge, une autre main
« passée sous mon aisselle me pressa fortement contre la poi-
« trine du plus grand, au point que j'en perdis connaissance.
« Je sentis qu'on me laissait glisser à terre tout de mon long;
« là s'arrêtent mes souvenirs.

« A cinq heures du soir je recouvrai l'usage de mes sens à
« l'hôpital Lariboissière. Le commissaire de police et un
« médecin de la Chapelle étaient auprès de mon lit. A peine
« j'entr'ouvris les yeux que leurs premières paroles m'accu-
« saient d'être le propre auteur de ce qui m'était arrivé. Je

« protestai contre cette allégation ; ce fut en vain alors, et cela
« a été toujours en vain depuis. Chaque fois que j'ai été inter-
« rogée, on a rétorqué mes réponses par cette accusation qui
« entretenait mes idées dans un trouble qui m'a empêché de
« donner aucun indice sur mes agresseurs.

« Le dimanche 6. je quittai l'hôpital et regagnai, non sans
« peine, mon domicile. Je reprenais mon petit commerce le
« lendemain, et j'apprenais des personnes qui m'apportaient
« du voisinage leurs marques de sympathie comment les pra-
« tiques étonnées, le 3, de ne pas voir ouverte mon échoppe.
« ma porte, poussée par hasard par la femme Bellot, mar-
« chande de pommes de terre, rue Ernestine, et cédant à la
« simple pression, avait révélé la présence de mon corps
« étendu sur le carreau ; comment, à cette nouvelle, plusieurs
« voisins étaient accourus ; enfin, dans quel état j'avais été
« trouvée : les pieds liés ensemble, les bras fortement serrés
« derrière la taille dans les liens de mon tablier, le cou entouré
« d'un double cordon strangulatoire, la bouche bâillonnée
« d'un tampon de papier ; à terre, auprès de moi, deux poids
« en fer, l'un de deux kilogrammes et l'autre d'un kilo-
« gramme. Les liens des pieds en avaient été coupés par
« mademoiselle Catherine Hédinger, employée chez M. Lu-
« quet, mon propriétaire ; mon bâillon arraché et mes bras
« dégagés par M. Champion ; le cordon du cou coupé par ma-
« dame Antoine Nourrice. Mes poches renfermaient, au mo-
« ment de l'agression, deux pièces de cinq francs nouées dans
« un coin de mon mouchoir, 23 francs de monnaie d'argent
« et 2 francs de sous environ. De tout cela on avait retrouvé
« à terre 3 francs 15 centimes, le reste m'avait été volé. Depuis
« ma sortie de l'hôpital, je n'ai été l'objet d'aucune visite de la
« part d'aucun médecin. Il est seulement venu chez moi un
« grand monsieur, sans doute de la justice, pour me faire

« avouer que moi seule étais coupable : ce que, dans le trou-
« ble de mes esprits je n'ai pu dire dans mes interrogatoires,
« je puis le révéler aujourd'hui. Le plus grand de mes agres-
« seurs était brun, il avait une moustache noire assez pronon-
« cée ; s'il était amené devant mes yeux, je le reconnaîtrais à
« coup sûr. »

Nous ne ferons en ce moment qu'une seule remarque tou-
chant le récit si catégorique de la veuve Leblanc Piettre. Elle
a été considérée comme dupe de ses voix et de ses hallucina-
tions quand elle dit avoir vu ses deux assassins. Le récit qu'elle
fournit des diverses circonstances malheureuses où elle s'est
trouvée pendant sa vie rend rationnellement compte des menaces dont elle a été l'objet, soit le jour, soit la nuit. Elle
signale des ennemis, des malfaiteurs ; est-elle hallucinée lorsque, victime d'un mauvais débiteur, elle obtient d'un juge-
ment la constatation de la réalité de son dire et la réclusion à
Clichy de son débiteur ? Était-elle hallucinée, quand elle con-
tribue à faire saisir, juger et condamner un voleur à cinq ans
et un autre à quinze mois ? Ces voix-là étaient bien parlantes et
frappantes, et disent assez de quelle nature étaient celles que la
même femme a entendues et vues pendant le drame dont elle a
été de nouveau victime, le 3 novembre dernier. Ajoutons qu'elle
a reconnu devant les agents de l'autorité l'un de ces malfaiteurs qui figure parmi ses ennemis. Elle a été donc alors
assaillie par des malfaiteurs, et si l'état de mort apparente que
la terreur et la strangulation imparfaite ont déterminé ne lui
ont pas permis de savoir directement les violences dont elle a
été l'objet, des témoins vont nous l'apprendre.

Mademoiselle Catherine Hédinger, domestique chez M. Luquet, propriétaire de la maison où la veuve Leblanc Piettre,
habite, nous fournit les renseignements suivants :

« Le 3 novembre, à midi, appelée par une voisine, j'ac-
« cours auprès de la femme Piettre, étendue sans connais-
« sance dans sa boutique. Je coupai les liens qui attachaient
« ses pieds au-dessus des chevilles ; ces liens, de la grosseur
« d'un petit crayon, étaient parfaitement tendus. » Question-
née à ce sujet par le docteur P., cette personne répond que
la femme Piettre avait le cou fortement serré par deux tours
d'une ficelle d'un volume d'un porte-plume, qui avait produit
une empreinte ou un sillon dont la profondeur était celle d'un
centimètre à peu près, ce qui, suivant M. Luquet, devait donner
la mort si la victime avait eu le cou maigre.

Cette femme, dit le docteur, sent aujourd'hui encore sur le
grand dorsal droit une douleur qu'elle attribue à quelque chute
brusque dans ce moment. En outre, toutes les fois qu'elle éprouve
une émotion quelconque ou une fatigue, elle ressent une
vive oppression qu'elle n'avait jamais ressentie antérieurement.

Les témoins ajoutent que la ficelle, placée un doigt à deux
doigts au-dessus des malléoles, était tellement serrée qu'on a
eu bien de la peine pour la couper. Les pieds étaient liés malléole contre malléole ; le nœud de la ficelle était en avant,
l'empreinte qu'elle a laissée était considérable ; la ficelle ne
faisait que deux tours. Les mains étaient fixées par les cordons
de son tablier *avec lesquels on avait resserré fortement corps et
mains ensemble, c'est-à-dire les mains contre le corps.*

Aux témoignages de ceux qui ont aidé à donner les premiers
soins à la victime, nous joindrons celui de madame Antoine
Nourrice (rue Ernestine, 1), qui y a aussi concouru : « Le
« lien qui entourait le cou de la femme Piettre faisait deux
« tours. Le nœud sur la nuque était en forme de rosette,
« presque comme un nœud de cravate. Ce lien était assez
« serré pour qu'en l'enlevant les chairs semblassent vouloir
« suivre le lien. Quant à la difficulté, pour la femme Piettre,

« de nouer elle-même ce lien, elle est évidente : 1° parce que
« le nœud était derrière le cou et bien serré ; 2° parce qu'elle
« n'aurait pu se lier les mains derrière le dos ; 3° parce qu'elle
« n'aurait pas eu la force de se bâillonner.

La veuve Leblanc a donc eu le cou fortement serré par deux
tours de grosse ficelle ; les jambes fortement liées et les poi-
gnets fixés solidement derrière le dos. Elle indique les personnes qui l'ont débarrassée de ces liens et les personnes l'attestent ; elle désigne et reconnaît l'un de ses meurtriers en
présence du commissaire de police.

Quand donc l'inventeur de l'étrange relation publiée le
11 novembre 1864 prétend que la veuve Piettre était *hallucinée, que ces voix et ces menaces n'existaient que dans son
imagination malade,* nous savons déjà que ce sont des réalités ;
quand il publie *que les jambes de cette femme étaient attachées
d'une manière très-lâche avec une mauvaise ficelle,* les témoins
nous apprennent tout le contraire ; *lorsqu'il prétend que les
mains étaient passées dans les cordons de son tablier très-lâche,
en sorte qu'elle pouvait les en retirer à volonté,* nous voyons
que ceux qui ont enlevé ces liens affirment le contraire. Et ce
qui démontre au moins l'erreur du même narrateur sur tous
les points, c'est qu'il ajoute : *La fruitière n'avait aucun tampon dans la bouche, comme on l'a avancé par erreur.* La lettre
suivante lui donne le démenti le plus formel.

« Je fus appelé par madame Bellot, marchande de pommes
« de terre, disant que la fruitière était étalée dans sa boutique,
« qu'elle la croyait morte. J'y courus ; près d'elle étaient
« déjà deux dames indécises de la relever avant d'en prévenir
« M. le commissaire. Je lui mis la main au front et m'aperçus
« qu'elle existait encore. Je voulus, ainsi qu'une de ces dames
« qui étaient là, la relever, mais nous nous aperçûmes qu'elle

« était liée par les bras. Je la penchai un peu et voulus lui
« retirer ses mains qui étaient passées dans les cordons de son
« tablier; mais trouvant de la résistance et craignant de lui
« faire plus de mal qu'elle n'en avait, je pris le parti de cou-
« per les cordons du tablier.

« Les mains étaient placées le dos vers les reins sans être
« ligaturées, simplement passées dans les cordons du tablier;
« je crois qu'il aurait été difficile à elle de les retirer.

« Quant au tampon de papier, c'est un fait exact; le vo-
« lume à ma vue m'a paru de six à huit feuilles superposées
« dont la majeure partie était tournée en pâte; il m'a semblé
« que c'était du papier journal, car il y avait encore quelques
« lettres visibles à la partie qui lui sortait de la bouche. Je le
« lui retirai et le jetai à terre, ne m'occupant que de lui
« porter des secours. Quant à sa disparution, je ne puis l'at-
« tribuer qu'au nombre de personnes venues dans la bou-
« tique, et qu'il aura pu être enlevé aux pieds. J'omettais de
« vous dire qu'en arrivant près d'elle, j'aperçus son bonnet
« tombé dans un coin de sa boutique, un panier de poires
« renversées; plus, lorsque j'ai eu enjambé par-dessus elle
« pour délier ses bras, il y avait près d'elle quelque poids
« à peser, puis une somme de 3 francs 15 centimes que je ra-
« massai et remis à une des femmes qui lui donnaient des soins.

« Rien de plus que la vérité.

« Recevez mes salutations.

« A. CHAMPION,

4, rue Ernestine (La Chapelle.) »

Paris, ce 24 novembre 1864.

Ainsi, il est avéré que la femme Piettre avait la bouche
remplie d'un fort tampon de papier; que ses mains étaient

fixées derrière le dos, de façon qu'il aurait été difficile à elle de les retirer ; qu'elle avait le cou étranglé par un double tour de forte ficelle fixée par un double nœud sur la nuque ; que les empreintes faites au cou par le lien étaient très-prononcées ; que cette femme fut trouvée dans un état de mort apparente. Les témoins qui ont donné les premiers secours à la victime attestent *qu'après beaucoup de frictions sèches et avec l'eau-de-vie camphrée pendant trois quarts d'heure, on a vu qu'elle respirait rarement et profondément et toujours avec difficulté. Lorsqu'on voulait la transporter à l'hôpital, cette dame a fait des mouvements qui voulaient dire qu'elle ne voulait pas y aller.* En présence de ces attestations, qui concordent si bien avec ce que la science et l'expérimentation enseignent, ne doit-on pas être attristé de lire dans la relation en question : « On a lieu de penser qu'il lui eût été facile, en retirant ses mains des cordons du tablier, d'ouvrir la porte et d'appeler à son secours, la rue est très-fréquentée, on n'eût pas manqué d'accourir à son appel ; mais les voisins n'ont entendu aucun cri, aucune plainte proférés par elle? » Conçoit-on que l'on traite ainsi une personne en proie à la mort apparente et qui n'a pu parler même après plusieurs heures de secours ?

Enfin, il n'est pas jusqu'à la moralité de la victime dont la vie n'a pas plus été toujours exemplaire que celle de beaucoup d'autres, qui n'ait pu trouver des attestations favorables. La veuve Piettre, disent ses voisins, *est généralement estimée ; c'est une pauvre femme qui travaille de son mieux et semble avoir souffert ; elle jouit de tout son bon sens. La veuve Piettre, dit M. Luquet, est ma locataire depuis deux mois ; elle est laborieuse et rangée ; elle semble jouir de toutes ses facultés mentales.*

Arrêtons ici ces attestations qui viennent à l'appui des remarques médicales et expérimentales que nous avons signalées plus haut relativement à la supposition du retrait des cordes sous l'influence de l'humidité et de la transpiration !

Nous voyons, en ce nouveau meurtre, plusieurs tours de liens strangulatoires, ainsi que nous en avons cité plusieurs autres exemples précédemment. Et comme la nature humaine se ressemble dans la plupart de ses actes, les faits de ce genre se reproduisent de temps en temps. Le nommé Gauthier saisit sa femme au cou avec ses deux mains et la serre si fortement qu'elle tombe sans mouvement ; dérangé un moment, il retourne à sa femme, lui passe et serre fortement pas moins de *six tours de corde*, et désormais certain qu'elle avait cessé de vivre, il porte le cadavre dans son lit [1].

Concluons que le drame de la rue Ernestine est une démonstration éclatante des conclusions de notre *Etude médicale et expérimentale sur l'homicide par strangulation*. Il prouve, en effet:

1° Que le cou d'une victime peut être violemment serré par un ou plusieurs tours de petite corde, sans que mort s'en suive, si la constriction n'est pas maintenue assez longtemps, jusqu'à l'occlusion complète du canal aérien, soit par le malfaiteur, soit par un nœud qui assure ce degré extrême de constriction ;

2° Que les sillons strangulatoires prononcés et prolongés ne peuvent être que l'effet nécessaire d'une corde serrée par une main violente, et nullement de l'influence imaginaire de l'humidité de l'air, ou de la transpiration, ni de la tuméfaction sanguine [2] séreuse ou autre du cou de la victime ;

3° Que cette asphyxie par strangulation incomplète peut durer plusieurs heures et davantage sur un sujet plongé dans

---

1. *Petit journal*, n° du 19 septembre 1864.
2. *Bullet. Sociét. chirurg.*, 1864, p. 182.

la mort apparente résultant de commotion physique ou morale,
syncope, surtout en un lieu frais, par un temps froid, etc.
La veuve Péhu, âgée de 70 ans, dormait profondément;
tout à coup, elle se sent prise violemment à la gorge; elle
essaye de crier, de lutter contre son agresseur; bientôt à bout
de forces, elle *s'évanouit, trois heures après elle revient à elle,*
et portant les mains à son cou elle en arrache le manche d'un
gril que l'assassin lui avait enfoncé dans la gorge, et parvient
en même temps à dénouer un mouchoir qui l'étranglait[1].
Comme nous en avons signalé bien des exemples, les individus inactifs et plongés dans l'affaissement vital qu'entraîne la
terreur, la syncope, la commotion, se suffisent d'une très-petite
quantité d'air; ainsi que les malades dont le canal aérien vient
à se rétrécir à un degré considérable par diverses altérations
organiques[2];

4º Que la fixation des mains derrière le dos est un signe
certain de meurtre chez un individu dont le cou présente des
tours de corde serrés et produisant des traces notables et prolongées de strangulation ;

5º Que la perte ou la suspension soutenue de la voix et de
la parole est un des effets fréquents de la commotion[3], de la
frayeur ou de la strangulation.

Professeur ALQUIÉ,
Chirurgien en chef de l'Hôtel-Dieu de Montpellier.

Montpellier, 5 décembre 1864.

---

1. *Siècle*, nº du 24 juin 1864.
2. *Bullet. Sociét. chirurg.*, 1863, t. IV, p. 562. —Baudré, *Thèse*,
Paris, 1864, p. 41.
3. Celse, *Méd.*, liv. VIII, p. 383. *Encyclop.* — Paul d'Egine,
Opérat., 1532, lib. VI, chap. LXXXVIII.—Dugé, *Thèse*, Montpellier,
1864, nº 24, p. 35.